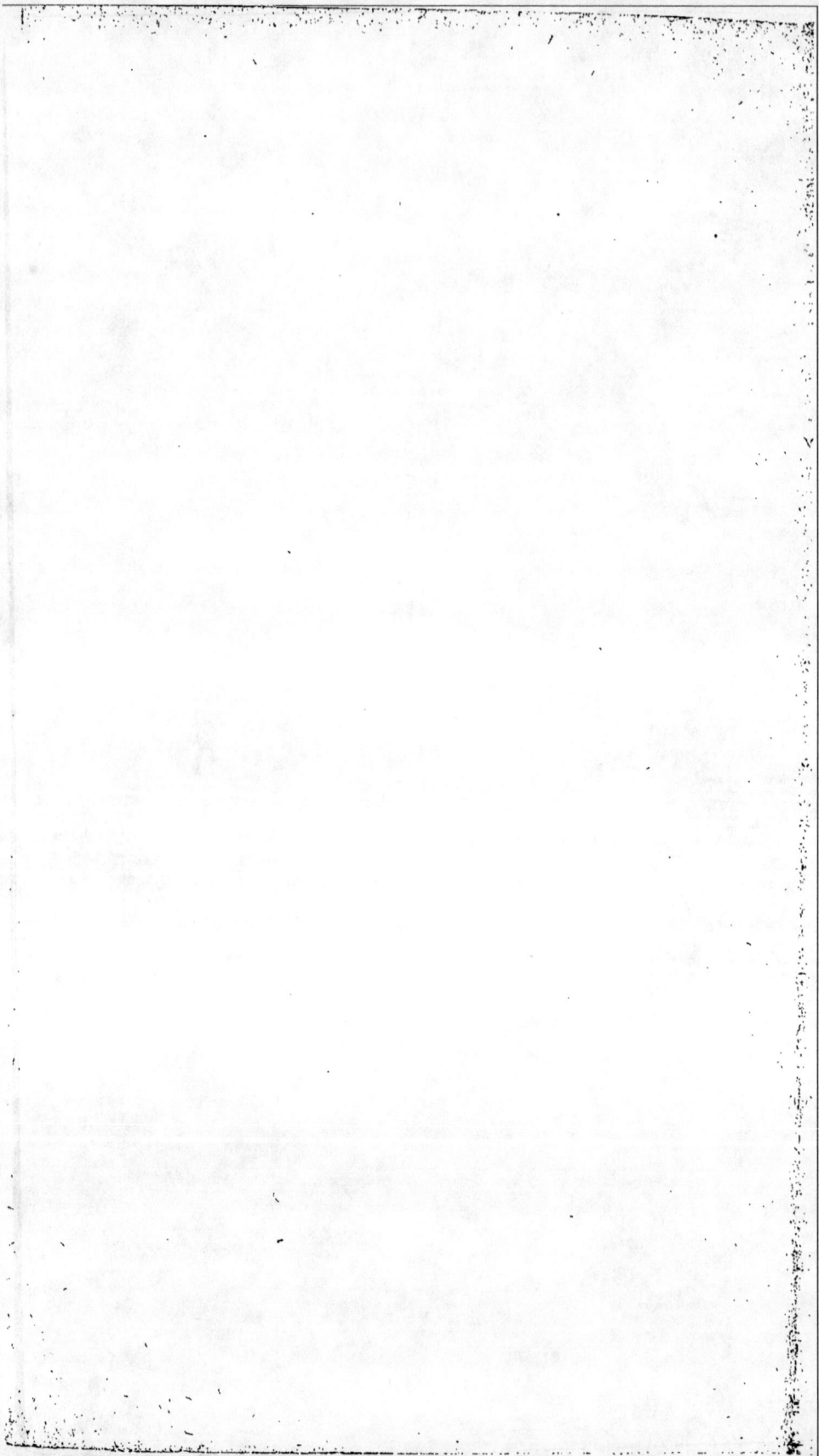

COURS

Infirmières et les Gardes-Malades

PAR

Mme GROSS-DROZ

ANATOMIE & PHYSIOLOGIE

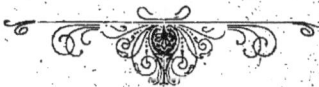

BORDEAUX

Imprimerie Nouvelle F. PECH & Cie

—

1903

90

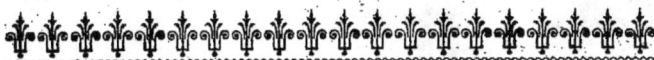

INTRODUCTION

1 L'étude de l'anatomie et de la physiologie est aujour-d'hui si répandue, qu'il est indispensable aux gardes-malades d'en avoir quelques notions.

Non seulement on exige que les instituteurs et les institutrices possèdent ces sciences, mais on les met à la portée des enfants dans les écoles primaires, et la plupart des jeunes élèves se passionnent pour cette étude.

Les gardes-malades ne doivent pas ignorer ce que tous les enfants savent aujourd'hui ; aussi, partout où l'on s'est occupé de les instruire, a-t-on fait un cours d'ana-tomie et de physiologie : à Bicêtre, à la Salpêtrière, à la Pitié, à l'Union des Femmes de France, à l'Association des Dames françaises, etc., ainsi qu'en Amérique, en Angleterre, en Allemagne, en Italie, en Belgique, en Suisse, etc.

2 Pour peu qu'on y réfléchisse, on voit que le sujet est extrêmement intéressant en lui-même.

Nous connaissons généralement les machines qui fonc-tionnent autour de nous dans l'industrie ; pourquoi n'étudierions-nous pas aussi la plus admirable, la mieux agencée des machines, la machine humaine, grâce à laquelle nous pouvons nous nourrir, respirer, nous mouvoir, entrer en communication avec tout ce qui nous entoure, vivre, en un mot, de la vie végétative et de la vie de relation ?

3 Cette science n'est pas seulement intéressante pour la garde-malade, elle lui est positivement utile.

Pour réparer une machine, il faut connaître son mécanisme ; pour soigner son semblable et observer son état avec intelligence, se rendre exactement compte des symptômes morbides qu'il présente pendant la maladie, il faut savoir comment il est fait et comment il fonctionne à l'état normal. Pour comprendre les indications du médecin et appliquer les topiques qu'il prescrit, ne fût-ce qu'un vulgaire cataplasme, l'infirmière doit savoir où se trouve la région indiquée.

Un écoulement de sang d'une certaine importance peut devenir mortel avant qu'un médecin, mandé en toute hâte, ait pu se rendre auprès du blessé ou du malade ainsi menacé. Eh bien ! pour qu'une ambulancière arrête momentanément cette hémorragie et sauve son malade en donnant au médecin le temps d'arriver, il faut qu'elle distingue de quelle sorte de vaisseau provient le sang et qu'elle en connaisse le trajet.

Si la garde-malade sait pourquoi elle doit exécuter telle ou telle prescription, etc., elle en comprend l'importance et agit avec beaucoup plus d'intelligence et d'exactitude ; elle est non une machine passive, mais une auxiliaire clairvoyante, véritablement précieuse au médecin. Enfin, les quelques connaissances qu'elle aura acquises lui donneront plus d'autorité auprès de son malade, et relèveront sa profession à ses propres yeux.

Il y a donc un intérêt positif et pratique à enseigner aux gardes-malades l'anatomie et la physiologie,

DÉFINITIONS

TOURBILLON VITAL

Fonctions — Systèmes

Appareils — Organes — Tissus — Cellules

---

4   Le mot anatomie vient d'un terme grec qui signifie *couper*. Il faut, en effet, couper, disséquer les cadavres pour les étudier.

5   L'anatomie est la science par laquelle nous apprenons à connaître la structure du corps humain, ses organes et les rapports qu'ils ont entre eux ; c'est l'étude

6   de l'homme mort, tandis que la physiologie est la science des fonctions, ou de l'homme vivant à l'état normal, comme l'indique son nom (du grec *phusis*, vie, et *logos*, traité).

L'anatomiste étudie la machine humaine au repos, en démonte les rouages les uns après les autres, les examine dans leurs plus petits détails, tout en observant la manière dont ils s'engrènent, tandis que le physiologiste considère la machine en mouvement et cherche à se rendre compte des causes qui la font mouvoir.

7   Il est essentiel de connaître la vie à l'état normal pour la comparer à l'état anormal, que nous apprend la *pathologie* (du grec *pathos*, souffrance, et *logos*, traité), et qui est l'étude de l'homme à l'état souffrant ou maladif. C'est ainsi qu'un horloger habile doit pouvoir démonter une montre pièce à pièce et en connaître le mécanisme pour pouvoir la remonter et la réparer avec succès.

8   Nous laisserons de côté la psychologie et nous ne considérerons l'homme que dans sa partie matérielle et animale.

Le caractère de l'être vivant est de subir des transformations incessamment renouvelées.

Ces transformations ont pour but :

9   1° La *nutrition*, par l'annexion de substances étrangères (assimilation) et leur rejet (désassimilation). Ce mouvement moléculaire constitue ce qu'on appelle le *tourbillon vital ;*

10   2° L'*évolution*, par l'inégalité entre l'assimilation et la désassimilation, qui modifie la forme, la grandeur et la constitution de l'individu ;

11   3° La *reproduction*. Il y a chez l'être vivant, à un certain état de son développement, production spontanée et mise en liberté de corps capables de donner un être vivant entier, pouvant devenir semblable à celui d'où il émane.

12   Ses trois principales fonctions sont donc :

1° Se nourrir ;

2° Se mouvoir et sentir ;

3° Se propager.

13   Il y a donc, en physiologie, trois grandes fonctions :

1° Les fonctions de nutrition ;

2° Les fonctions de relation ;

3° Les fonctions de propagation.

14   Les fonctions de nutrition, assurant l'existence même de l'individu, sont indispensables à tout être vivant. Elles sont accomplies par les appareils de la digestion, de la circulation, de la respiration et des sécrétions.

15   Le corps humain est une machine en fonctionnement. Il s'use, et pour se conserver, il doit absorber des aliments destinés à remplacer les tissus usés. Ces aliments servent donc à entretenir la machine humaine, tout comme le charbon sert au fonctionnement des machines dans l'industrie.

Mais ces aliments, tels que la nature les fournit, ne pourraient pénétrer dans les tissus. Il faut qu'ils soient élaborés par la digestion pour devenir assimilables et passer ainsi dans le sang par l'absorption. Ce travail est fait par l'appareil de la *digestion*.

Comme tous nos organes ne touchent pas l'appareil digestif, le résultat de la digestion et le sang qui en est formé sont portés dans tout le corps par un second appareil, celui de la *circulation*.

Le sang qui a parcouru tout l'organisme lui a abandonné ce qui lui était nécessaire et s'est chargé de ses principes nuisibles ou inutiles (des matériaux de désassimilation), ce qui l'a rendu noir. Pour qu'il redevienne rouge et propre à entretenir la chaleur et les mouvements, il faut qu'il se débarrasse de ces résidus en les brûlant au contact de l'air, ce qui a lieu dans un troisième appareil, celui de le *respiration*. L'acide carbonique s'échappe à travers le poumon et en est rejeté par l'expiration, tandis qu'à chaque inspiration l'oxygène pénètre avec l'air dans le poumon, pour vivifier le sang en brûlant tout ce qu'il contient d'impropre à la vie.

Tous ces matériaux usés, devenus nuisibles ou impropres à l'assimilation, ne passent pas dans le sang ; une partie est rejetée au dehors par des appareils spéciaux, ceux de *sécrétion*. Ces appareils de sécrétion sont aussi chargés de sécréter les divers liquides indispensables à la digestion.

16   Tout ce qui a vie (les animaux et les végétaux) possède les quatre appareils qui exécutent les fonctions de nutrition ; mais les végétaux ne jouissent pas des fonctions de relation : ils sont privés de mouvements volontaires, de sensations, et leur vie restreinte s'appelle *vie végétative*.

17   L'animal, lui, n'est pas fait seulement pour se nourrir : il doit communiquer avec ses semblables. Ne fût-ce que pour chercher sa nourriture, il faut qu'il se meuve et se mette en rapport avec ce qui l'entoure, d'où, chez lui, une deuxième classe de fonctions, les fonctions de relation, qui s'assurent au moyen des appareils de locomotion, et des organes des sens.

18   Les *appareils de locomotion* sont composés d'un certain nombre d'organes : les os, qui constituent la charpente de l'individu ; les articulations, qui permettent aux os de jouer les uns sur les autres, et les muscles, constituant la chair des animaux, et destinés, avec les tendons, à mettre les os en mouvement.

19   Les *organes des sens* sont indispensables à la *vie animale*, ou *vie de relation*.

20   Enfin, pour diriger la machine humaine, il faut un mécanicien, un organe central, et ce mécanicien se trouve dans le *système nerveux*.

L'innervation joue un grand rôle dans l'organisme humain, surtout à l'état maladif, pendant lequel cette fonction domine toutes les autres.

Nous étudierons successivement chacune de ces fonctions et chacun de ces organes.

21 Le corps humain n'est pas homogène ; c'est un assemblage de parties différentes, groupées en vue de former un tout complet.

22 Il se compose de plusieurs *appareils :* les appareils digestif, circulatoire, excréteur, nerveux et locomoteur ; ces appareils sont chargés d'exécuter un acte

23 spécial qu'on nomme *fonction.* Il n'y a pas de fonctions sans appareil, et pas d'appareil qui n'accomplisse une fonction. Chaque appareil accomplit donc une fonction, mais n'en accomplit qu'une. L'appareil digestif digère, l'appareil respiratoire respire, etc.

24 Les appareils sont formés par des *organes,* parties de notre corps d'espèces diverses, groupées sous une forme déterminée pour constituer un *appareil.*

25 Les organes se composent de *tissus,* et les tissus sont
26 le groupement régulier des mêmes *éléments anatomiques* ou de parties microscopiques se présentant sous diverses formes (granulations, fibres, tubes, cellules). Ainsi, par exemple, l'appareil digestif, dont la fonction est de digérer, est formé par plusieurs organes.

27 L'un d'eux, l'estomac, se compose de deux tissus : le tissu musculaire, qui constitue la majeure partie de sa paroi, et qui, en se contractant, mélange les aliments et les fait cheminer vers les intestins, et le tissu glandulaire et épithélial, qui tapisse la surface interne de cette paroi et sécrète les liquides digestifs, chargés de modifier chimiquement le bol alimentaire ; le tissu musculaire est constitué par des cellules musculaires, et le tissu glandulaire par des cellules épithéliales.

28 Un *système* est l'ensemble des organes de même nature, considérés comme formant un tout. Il comprend toutes les parties composées d'un tissu semblable. Il y
29 a le *système osseux et cartilagineux,* constitué par les cellules cartilagineuses ; le *système conjonctif,* par les cellules conjonctives ; le *système musculaire,* par les cellules musculaires ; le *système épithélial et glandu-*

laire, par les cellules épithéliales ; le *système nerveux,* par les cellules nerveuses, etc.

30   Pour étudier la vie et la structure humaine, il faut connaître chacun des appareils qui constituent le corps humain. Pour comprendre chaque appareil, il faut examiner chacun des organes qui le composent. Chaque organe nécessite l'étude des tissus dont il est formé ; enfin, le microscope a montré qu'il faut encore descendre un échelon. Chaque tissu étant composé de parties semblables, mais séparées et distinctes, les cellules, pour bien connaître un tissu, il faut étudier les propriétés des cellules qui le constituent. Ainsi l'être se décompose en appareils, les appareils en organes, les organes en tissus, les tissus en cellules. Pour étudier les phénomènes vitaux, il faut étudier les cellules ; c'est là qu'il faut chercher l'explication des phénomènes de la vie.

31   Tout corps vivant est une agglomération de cellules de diverses espèces, qui ont leur naissance, leur vie, leur mort qui leur sont propres (elles vivent même quelques heures séparées du corps), et la vie, les fonctions et la mort d'un homme sont le résultat de la vie, des fonctions et de la mort des cellules qui le composent.

32   Les cellules sont donc les plus petites parties vivantes dont on puisse décomposer l'être vivant ; c'est la véri-
33 table unité anatomique. Schwamm les a découvertes de 1835 à 1840. On ne connaissait jusqu'alors que les cellules des végétaux.

34   Les cellules sont formées de trois parties : un noyau central, autour duquel on remarque une substance transparente et granuleuse, et une membrane qui l'entoure et la limite.

35   Les dimensions des cellules varient selon les espèces.
36 (L'unité anatomique est le millième de millimètre, désigné par la lettre grecque μ). Les cellules humaines ont de 1/1,000 à 3 et 4/1,000 de millimètre.

37   Leur forme est variable : discoïdes, rondes, sphériques, polygonales ou prismatiques, étoilées, munies de prolongements filiformes, etc. ; mais quelle qu'elle soit, la cellule a toujours ses trois parties :

    1° Le noyau ;

    2° La substance grenue ;

3° La membrane d'enveloppe.

38 La cellule naît d'une autre cellule par segmentation (1). Elle se partage en deux, se munit d'un noyau, d'une membrane d'enveloppe, et une fois née et formée, elle manifeste sa vie par :

39 1° Sa nutrition ;

2° Sa reproduction ;

3° Sa mort.

40 1° Elle se nourrit pour renouveler sa propre existence, et pour cela elle puise dans le sang des matériaux neufs, et se débarrasse des matériaux anciens. Ces échanges s'opèrent à travers sa membrane par une loi de physique, appelée *endosmo-exosmose*. Donc, il y a constamment dans les cellules de notre corps un mouvement de destruction et de reconstitution ; mais une force cachée les **41** maintient immuables. A travers ces changements continuels de substance, chacune de nos cellules garde sa forme, son type et ses propriétés particulières.

42 Cette cellule se segmente bientôt pour en engendrer **43** de nouvelles qui se reproduiront ; ou bien elle se détruit, tombe en poussière ; enfin elle s'infiltre de graisse et se liquéfie ; c'est ce qui arrive le plus souvent.

44 L'homme naît d'une seule cellule, l'ovule, globule de quelques millimètres, où réside l'être entier.

Cet ovule se segmente, forme un nombre infini de cellules nouvelles, et cette évolution se continue après la naissance jusqu'à ce que l'être soit parfait.

45 Les différents éléments (2) qui composent les divers tissus de l'organisme apparaissent successivement :

La *cellule nerveuse*, pour les nerfs, le cerveau et la moëlle ;

La *cellule musculaire*, pour l'appareil musculaire ;

La *cellule épithéliale*, pour la peau, les muqueuses digestive et pulmonaire, et pour les diverses glandes de l'économie ;

La *cellule conjonctive*, pour le tissu conjonctif qui relie et soutient nos organes pour en faire un tout cohérent ;

(1) Voir les planches.
(2) Voir les planches.

La *cellule cartilagineuse*, d'où sortiront tous les os du squelette ;

La *cellule du sang*, qui forme les globules rouges, chargés de prendre l'oxygène et de le porter à nos organes.

Donc, les cellules se groupent en tissus pour constituer nos organes ; nos organes se réunissent pour former nos appareils, et nos appareils réunis deviennent un être complet.

46 Cet être se nourrit ; il faut qu'il s'alimente pour fournir aux cellules les matériaux qui constituent leur propre substance.

Il respire, pour fournir l'oxygène aux cellules.

Il élimine, sous diverses formes (sueur. urine, bile, etc.), les matériaux usés dont les cellules se débarrassent. Il se modifie donc sans cesse.

Les fonctions de l'homme sont le résultat des fonctions cellulaires.

Il se meut, parce que la cellule musculaire se contracte.

Il digère, parce que la cellule nerveuse sécrète et absorbe.

Il voit, entend, goûte, sent, parce que la cellule nerveuse perçoit et conduit les sensations, etc.

47 Quatre conditions sont indispensables à la vie des cellules :

1° L'humidité, pour que les échanges de la nutrition puissent se faire. La dessiccation amène leur mort ;

2° L'oxygène ;

3° Certains principes chimiques : des matières azotées (fibrine et albumine), des hydrocarbures (sucres, graisses, fécules), des matières salines (sels de chaux, de soude, etc.) ;

4° Une certaine température. Pour les animaux, la vie augmente d'intensité avec le degré de leur chaleur (de 0 à 40° ; pour l'homme, de 30 à 45°). Une température au delà de ces chiffres est incompatible avec la vie.

48 Les cellules meurent de sécheresse, faute d'eau ; d'asphyxie, faute d'air ; d'inanition, faute des principes qui les constituent ; de froid ou de chaud, si certaines limites sont dépassées. Elles meurent donc fatalement si une de ces conditions vient à leur manquer.

49   Donc, le corps est une machine compliquée, destinée à assurer ces conditions : le système digestif apporte les matériaux azotés, hydrocarbonés, et les sels ; le système respiratoire, l'oxygène ; la circulation distribue ses principes à toutes les parties du corps ; enfin, l'ensemble des appareils maintient la température à 37°. Cette complication des rouages est un artifice grâce auquel la vie des cellules est relativement indépendante du milieu extérieur.

OSTÉOLOGIE

50   Le squelette constitue la charpente osseuse du corps humain. Il sert de support ou il protège tous les autres organes.

51   Les os donnent leur nom à la plupart des vaisseaux, à certains muscles, à quelques nerfs, etc. ; aussi les étudierons-nous tout d'abord.

52   Les os sont les parties dures du corps humain. Ce sont les organes passifs de la locomotion.

53   Le mouvement leur est communiqué par les muscles, commandés par les nerfs moteurs.

54   Leur forme est irrégulière, appropriée à leurs fonctions. Leurs extrémités diffèrent, suivant les mouvements qu'elles doivent faire dans les articulations auxquelles elles appartiennent.

55   Les os ont donc à exécuter des mouvements, à soutenir et à protéger différentes parties du corps ; ainsi la boîte crânienne protège l'encéphale ; la cage thoracique les poumons, les bronches et le cœur ; le bassin garantit en arrière et sur les côtés les organes contenus dans l'abdomen ; tandis que la paroi antérieure de celui-ci, souple, élastique, leur permet de s'étendre lorsqu'ils sont distendus par les aliments, les boissons, les gaz, les urines, les matières fécales, etc.

56   Les os, selon leur forme, sont divisés en os longs, en os plats, et en os courts (il y a, de plus, les os wormiens et les os sésamoïdes).

57 Les os longs sont des cylindres creux, remplis d'une matière graisseuse, la moelle osseuse, qu'il ne faut pas confondre avec la moelle épinière, composée de substance nerveuse. Cette moelle osseuse semi-liquide,

58 rouge chez l'enfant, jaunâtre chez le vieillard, est logée dans le canal médullaire.

59 La mécanique nous apprend que, de deux tiges de même quantité de matière, si l'une est creuse et l'autre pas, c'est la tige creuse qui est la plus solide. C'est pourquoi nos os longs sont creux ; ils sont ainsi plus solides et plus volumineux, sans qu'il y ait augmentation de poids ; c'est donc une condition favorable à leur solidité.

60 Les *os longs* (1) se composent d'un corps nommé dia-
61 physe, et de deux extrémités, les épiphyses. On remarque à leur surface externe des saillies, les *apophyses*, qui servent d'attache aux muscles et qui sont plus ou moins considérables, suivant la puissance du muscle qui s'y insère.

62 Le canal médullaire est circonscrit par le *tissu osseux*,
63 *masse* ou *tissu compact*, dense dans le corps de l'os.
64 Aux extrémités, le tissu osseux et la moelle se confondent pour former un tissu léger, composé de petites loges remplies de moelle et séparées par des cloisons
65 osseuses. Ce tissu *spongieux*, très friable, s'écrase facilement ; aussi, aux extrémités, les fractures se font-elles presque toujours par écrasement.

66 Les os longs présentent des trous qui servent de passage aux vaisseaux ; le plus grand se nomme *trou nourricier principal*, et reçoit une artère volumineuse.

67 Les os longs sont les os des membres : l'humérus, le radius, le cubitus, le fémur, le tibia, le péroné.

68 Les *os plats* (2) sont formés d'une couche de tissu spongieux, le *diploé*, placé entre deux lames de tissu compact, les *tables* de l'os, moins épaisses que le diploé et plus minces au milieu qu'aux bords. Tels sont les os du crâne, du bassin, l'omoplate, etc.

69 Les *os courts* (3) ont en tous sens à peu près la même

(1) Voir les planches.
(2) Voir les planches.
(3) Voir les planches.

étendue. Ils sont presque complètement composés de substance spongieuse, recouverte d'une sorte de coque de tissu compact, très mince.

70 Ils sont disposés par groupes dans les points où ils ont à exécuter des mouvements peu étendus, mais pour lesquels la solidité et l'élasticité sont nécessaires. Tels sont le poignet, le tarse, la colonne vertébrale.

71 Les *os wormiens*, ainsi nommés à cause d'Olaüs Wormius, qui les a décrits le premier, sont des petits os très variables de forme et de nombre, qu'on rencontre

72 à la face, dans la cavité orbitaire, mais le plus souvent aux angles des sutures de la voûte du crâne, surtout à la suture lambdoïde.

73 Les *os sésamoïdes* sont de petits os courts, arrondis, analogues à la rotule, qui se développent dans l'épaisseur

74 des tendons, au voisinage de certaines articulations, chez les individus robustes et fortement musclés (surtout aux articulations métacarpo et métatarso-phalangiennes).

75 Ils préviennent les contusions des tendons, dont ils changent un peu la direction, et ajoutent à la force des muscles auxquels ils appartiennent. Leur nom vient de deux mots grecs, *sesamon*, sésame, et *eidos*, forme, et signifie : qui ressemble à une graine de sésame.

76 Les os se composent donc de deux parties : la moelle et le tissu osseux proprement dit : mais à ces deux parties il faut en ajouter une troisième, la plus importante, le

77 *périoste*. C'est une membrane fibreuse, très résistante, très vasculaire, entièrement adhérente à l'os, qu'elle accompagne, protège et nourrit. C'est une gaine, une sorte de manchon qui enveloppe l'os entièrement, d'où son nom de périoste, du grec *peri*, autour, et *osteon*, os.

78 A lui s'attachent les tendons qui terminent les muscles. Sous lui rampent les vaisseaux nourriciers de l'os et des filets nerveux qui pénètrent dans celui-ci par les trous

79 nourriciers de l'os. Si le périoste est détruit, l'os meurt, devient un corps étranger, un séquestre, et s'élimine par une suppuration abondante qui affaiblit le malade.

80 C'est que, à la partie profonde du périoste, il se trouve une sorte de moelle, des cellules spéciales qui régénèrent sans cesse de nouvelles couches osseuses, pour assurer la vie indépendante de l'os au milieu des autres

tissus, et capable de reproduire l'os dans sa forme et sa

81 solidité premières ; aussi, après un traumatisme ou une carie, on enlève l'os malade par une *résection sous-périostée*, et l'os se reproduit.

On a vu des enfants dont on avait enlevé le tibia en respectant le périoste, marcher au bout de quelques mois sur un tibia neuf, reconstitué par le périoste.

82 Ollier, à Lyon, a greffé des fragments de périoste sous la peau (avec sa moelle), et il s'y est produit des os de la forme du lambeau de périoste greffé.

83 Dans les fractures, c'est grâce au périoste que se forme le *cal* (1), tissu mou d'abord, puis fibro-cartilagineux, et enfin osseux, qui se forme entre les fragments. Il survient du gonflement au lieu même de la fracture ; la moelle s'enflamme, le canal se bouche, et vers le vingt-cinquième jour il y a un cal provisoire par ce bouchon devenu osseux et une virole extérieure, assez

84 solides pour supporter le poids du corps. Après plusieurs mois se fait la véritable soudure ; c'est ce qui explique pourquoi, longtemps après la soudure, et alors que le blessé a repris l'usage de ses membres, il se produit encore de la douleur et du gonflement.

85 La résorption du cal provisoire est parfois si parfaite, dans les cas simples et bien soignés, que, après l'autopsie, même l'os en main, on ne peut distinguer où avait siégé la fracture.

86 Malheureusement, il n'en est pas toujours ainsi. Chez les vieillards, le périoste perd plus ou moins de sa vitalité, ce qui rend parfois si lente et si difficile la consolidation des fractures.

87 Vu au microscope, un os desséché (2) présente de petites cavités étoilées, les *ostéoplastes* (du grec *osteon*, os, et *plastei*, qui forme). Ce nom n'est pas exact, car les ostéoplastes ne forment pas l'os, mais reçoivent les véri-

88 tables cellules, les éléments vivants de l'os, qui ont disparu dans les os secs, mais qu'on voit dans un fragment d'os frais, sous forme d'ovoïdes nommés *ostéo-*

89 *blastes* (3) (du grec *osteon*, os, et *blastos*, germe). On voit

---

(1) Voir les planches.
(2) Voir les planches.
(3) Voir les planches.

aussi de fins canaux ramifiés, destinés à loger les vaisseaux sanguins et les fins filets nerveux qui ont pénétré dans l'os par les trous nourriciers : ce sont les canaux de *Havers* (1).

90 91 92 Au point de vue chimique, les os sont composés de deux parties : une partie organique, animale, l'*osséine*, analogue à la gélatine (34 % environ), et une minérale, composée de 51 % de phosphate de chaux, 13 % de carbonate, de chlorure et de fluorure de chaux, 1 % de phosphate de magnésie, 1 % de phosphate de soude. Donc, 34 parties de substances cartilagineuses, contre 66 parties de matières minérales.

93 Ces deux parties fusionnent pour former le tissu osseux et devenir un os véritable ; car, avant de recevoir les sels calcaires, ce n'était qu'un cartilage.

94 Si on fait tremper un os dans un acide étendu (une solution d'acide chlorhydrique par exemple), il se produit un dégagement de gaz ; les sels minéraux sont dissous, il ne reste plus que l'osséine. L'os est mou alors, il a toute l'apparence d'un cartilage (sa composition chimique, sa structure intime, sa forme et la disposition de ses éléments anatomiques diffèrent cependant de celle du cartilage).

95 Si, au contraire, on place un os sur des charbons ardents, la partie organique, l'osséine, brûle en entier, et il ne reste que les matières salines de l'os. Celui-ci a conservé sa forme, mais il est devenu blanc et friable. Broyé, il deviendra de la cendre d'os qui sera employée comme engrais ou servira à la préparation du phosphore.

96 97 Le cartilage est mou, flexible, élastique, mais l'os est rigide. Il casse, mais ne plie pas. A mesure que l'on avance en âge, les cartilages s'encroûtent de matières minérales et deviennent de plus en plus durs. Les os des enfants ne contiennent que très peu de matières minérales, aussi sont-ils flexibles comme le bois vert (à proprement parler, les enfants ne possèdent pas d'os, ils n'ont que des cartilages). S'ils ont une fracture, c'est toujours une fracture par courbure. Il ne faut pas les laisser marcher trop tôt de peur de voir leurs jambes se tordre,

(1) Voir les planches.